RECUEIL DE QUESTIONS

POSÉES AUX

EXAMENS DE MÉDECINE

Ier EXAMEN DE DOCTORAT

ANATOMIE. — PHYSIOLOGIE.

Ire SERIE

COMPRENANT **500** QUESTIONS

Savoir la médecine et répondre aux examens
sont choses différentes.

(Weber.)

PARIS

DELAHAYE, LIBRAIRE-ÉDITEUR

23, RUE DE L'ÉCOLE DE MÉDECINE

RECUEIL DE QUESTIONS

POSÉES AUX

EXAMENS DE MÉDECINE

Imprimerie de L. TOINON et Cie, Saint-Germain.

RÉCUEIL DE QUESTIONS

POSÉES AUX

EXAMENS DE MÉDECINE

Ier EXAMEN DE DOCTORAT

ANATOMIE. — PHYSIOLOGIE.

Ire SÉRIE

COMPRENANT **500** QUESTIONS

> Savoir la médecine et répondre aux examens
> sont choses différentes.
>
> (Weber.)

PARIS

DELAHAYE, LIBRAIRE-ÉDITEUR

23, RUE DE L'ÉCOLE DE MÉDECINE

1863

Toutes les demandes et les réponses
contenues dans ce recueil ont été prises
aux examens.

———

Ce livre ne peut être utile qu'aux étudiants qui,
connaissant déjà leurs auteurs classiques, *désirent
se familiariser avec le mode d'interroger des profes-
seurs,* et à ceux qui, étant sur le point de passer
leurs examens, *veulent s'assurer s'ils sont en état de
se présenter.*

RECUEIL DE QUESTIONS

POSÉES AUX

EXAMENS D'ANATOMIE

---

1. **D.** A la suite d'une fracture intra-articulaire du col du fémur, quels vaisseaux nourrissent la tête du fémur ?

   R. Les branches périostiques de la circonflexe interne.

2. **D.** Comment s'établit, à la partie postérieure de la cuisse, la communication entre l'hypogastrique et la fémorale ?

   R. Par une série d'arcades verticales formées par l'anastomose des perforantes entre elles.

3. **D.** Comment s'établit, à la partie postérieure de la cuisse, la communication entre la fémorale et la poplitée ?

R. Par circonflexe interne et ischiatique.

4. D. D'où vient le rameau nourricier du fémur ?

R. De la deuxième perforante.

5. D. En cas d'oblitération de la poplitée, comment se rétablit la circulation ?

R. Au moyen de la grande anastomotique qui établit des communications multiples entre toutes les articulaires.

6. D. Quelles sont les variations d'origine de l'obturatrice ?

R. Elles viennent de l'hypogastrique, de ses branches, de l'iliaque externe directement ; d'un tronc commun avec l'épigastrique ; de la fémorale.

7. D. Par combien d'os le crâne est-il formé ?

R. Par huit os : le frontal, les deux pariétaux l'ethmoïde, le sphénoïde, les deux temporaux et l'occipital ; de plus il faut y ajouter les osselets de l'ouïe.

8. D. Quels sont ces osselets ?

R. Le marteau, l'enclume, l'os lenticulaire et l'étrier.

9. D. Combien y a-t-il de vertèbres à la colonne vertébrale?

R. Vingt-quatre vertèbres.

10. D. Quels sont les os du tarse et combien y en a-t-il?

R. Sept. Ce sont : le calcanéum, l'astragale sur la première rangée ; le scaphoïde, les trois os cunéiformes et le cuboïde, sur la seconde.

11. D. Avec quelles artères l'artère honteuse externe inférieure s'anastomose-t-elle?

R. Avec la honteuse externe supérieure; avec l'épigastrique par rameau funiculaire ; avec terminaison de l'obturatrice ; avec la honteuse interne par la branche périnéale; enfin avec celle du côté opposé.

12. D. Quelles communications les honteuses externes établissent-elles?

R. Entre la fémorale et hypogastrique, d'un même côté ; entre ces artères et les mêmes, du côté opposé.

1.

13. **D.** Avec quelles artères la fémorale s'anastomose-t-elle?

R. Fessières, ischiatiques, obturatrices, épi-
gastriques, circonflexe, iliaque.

14. **D.** Quand on trouve les ganglions de l'aine
tuméfiés, quelle région faut-il explorer?

R. Le membre inférieur, les parties génita-
les, l'anus, la fesse, la région dorsale,
lombaire.

15. **D.** Dans quel cas a-t-on recours à la ligature
de la fémorale dans le triangle inguinal?

R. En cas de plaie de la fémorale, de fracture compliquée, d'anévrisme du creux
poplité.

16. **D.** Quel est le point de l'organisme où la
muqueuse communique avec la séreuse?

R. Chez les femmes à l'orifice des trompes.

17. **D.** Quelle est la structure du derme ?

R. Il est formé de filaments extrêmement
fins entrelacés dans tous les sens et
comme feutrés; il se compose de fibres
cellulaires, de fibres élastiques et de
fibres musculaires lisses, de papilles.

18. D. Qu'est-ce que le corps muqueux ?

R. C'est l'intermédiaire entre le derme et l'épiderme.

19. D. Par quoi est-il formé ?

R. Par la réunion des filets nerveux des vaisseaux sanguins et lymphatiques, qui viennent se répandre à la surface des papilles du derme, et par la matière colorante ou pigmentum.

20. D. A quoi la peau doit-elle sa sensibilité ?

R. C'est au corps muqueux.

21. D. Qu'est-ce que le pigmentum ?

R. C'est la partie du corps muqueux qui donne sa couleur propre à la peau.

22. D. Qu'est-ce qu'il y a à considérer dans les ongles ?

R. La racine, le corps, l'organe sécréteur ou matrice ?

23. D. Comment divise-t-on le tissu cellulaire sous-cutané ?

R. En aréolaire et lamelleux.

24. D. Comment appelle-t-on le tissu cellulaire lamelleux ?

R. Fascia superficialis.

25. D. Son épaisseur est-elle la même partout ?

R. Non ; elle est plus épaisse aux membres thoraciques et abdominaux.

26. D. Qu'appelle-t-on pores de la peau ?

R. Ce sont les orifices de conduits excréteurs extrêmement déliés par lesquels s'échappe la sueur.

27. D. Quel nom donne-t-on à l'organe sécréteur des poils ?

R. Le nom de bulbe pileux.

28. D. Où a-t-il son siége ?

R. Dans le derme.

29. D. De quoi est-il formé ?

R. Il est formé d'une enveloppe fibreuse blanche et légèrement transparente dont la cavité contient une pulpe vivante qui sécrète la matière cornée.

30. D. Que trouve-t-on dans l'épaisseur du derme ?

R. Des veines sous-cutanées, des nerfs, mais peu d'artères.

31. D. Qu'est-ce qui s'insère à la face interne du fémur.

R. Le triceps.

32. D. A quoi préside le système nerveux?

R. Il préside aux fonctions de la vie de relation et il tient sous sa dépendance les actes de la vie organique.

33. D. Le système nerveux chez l'homme, de quoi est-il formé?

R. Il est formé d'une partie centrale et d'une partie périphérique. La partie centrale, que l'on appelle axe cérébro-spinal, se compose : du cerveau, du cervelet et de la moelle épinière; la partie périphérique est représentée par les nerfs.

34. D. De quoi est le siége le cerveau?

R. Il est le siége de l'intelligence, de la volonté et des sensations.

35. D. De quoi est le siége le cervelet? quelle est sa fonction?

R. Le cervelet a pour fonction principale de

régulariser les mouvements ; il préside donc à la coordination des mouvements.

36. D. Quelle est la fonction de la moelle épinière et des nerfs ?

R. Ils transmettent les impressions et le principe du mouvement.

37. D. Comment se divisent les nerfs ?

R. En nerfs moteurs et sensitifs.

38. D. A quoi servent les nerfs moteurs ?

R. Ils servent à produire des contractions musculaires.

39. D. A quoi servent les nerfs sensitifs ?

R. Ils servent à la transmission des sensations.

40. D. Par quoi sont animés les intestins, les glandes, le cœur ?

R. Par le grand sympathique.

41. D. De quoi est composée la peau ?

R. Du derme, du corps muqueux et de l'épiderme.

42. D. Comment divise-t-on le système séreux ou des cavités closes ?

R. Cavités séreuses du tissu cellulaire ou bourses séreuses; cavités synoviales tendineuses ou bourses tendineuses, grandes cavités séreuses.

43. D. Quelles sont les propriétés les plus remarquables des séreuses ?

R. Elles produisent des liquides chargés d'albumine, elles produisent facilement des fausses membranes, elles adhèrent facilement entre elles.

44. D. Dans le cas d'oblitération de l'humérale, comment se rétablit la circulation dans la partie inférieure du membre?

R. Par l'intermédiaire des collatérales internes et externes, et des récurrentes cubitales et radiales.

45. D. Comment les collections purulentes venant de caries de la colonne sacrée, lombaire, dorsale, et même cervicale peuvent-elles fuser dans la région fessière ?

R. Par l'échancrure sciatique, les couches celluleuses, profondes de la région fessière, se continuant sans interruption avec celles du bassin et principalement avec le tissu cellulaire à larges mailles, lequel lui-même communique directement avec celui qui tapisse la fasse antérieure des corps vertébraux.

46. D. Quelles sont les couches du scrotum?

R. La peau, le dartos, le crémaster, la tunique fibreuse, tunique vaginale.

47. D. En quoi consiste le dartos?

R. C'est du tissu cellulaire élastique contractile.

48. D. Quelle est l'action du dartos?

R. Il fronce les téguments du scrotum.

49. D. Quelle différence y a-t-il entre les contractions du dartos et du crémaster?

R. Les contractions du dartos sont lentes et vermiculaires; celles du crémaster, brusques et saccadées.

50. D. D'où naissent les nerfs spinaux?

R. Ils naissent de la moelle par deux ordres de racines, les unes antérieures et les autres postérieures.

51. **D.** Les fibres de chaque racine restent-elles distinctes et indépendantes les unes des autres ?

R. Oui.

52. **D.** A quoi sont destinées les fibres nerveuses qui partent des parties antérieures de la moelle ?

R. Elles servent aux mouvements musculaires, tandis que celles qui naissent de la partie postérieure de cet organe sont exclusivement propres à la sensibilité.

53. **D.** Que faut-il pour qu'un nerf puisse transmettre une impression au cerveau ou le mouvement à un muscle ?

R. Il est nécessaire qu'il s'étende sans interruption, soit du point où l'impression s'est produite jusqu'au cerveau, soit de cet organe au muscle qu'il doit mouvoir.

54. **D.** Qu'arrive-t-il quand un nerf est coupé ?

R. Il y a paralysie du mouvement ou de la sensibilité.

55. **D.** Qu'est-ce que le grand sympathique ; par quoi est-il formé ?

R. Le grand sympathique est le nerf qui préside à la vie organique, il est formé d'une série de petits ganglions au cerveau placés sur les côtés et en avant de la colonne vertébrale, reliés entre eux par des cordons de communication, ainsi qu'aux nerfs spinaux et se portant par leurs branches antérieures sur les artères de la région, formant autant de plexus que ces artères portent de branches.

56. D. Où sont situés ces ganglions?

R. A la tête, au cou, dans le thorax, dans l'abdomen et symétriquement disposés de chaque côté de la colonne vertébrale.

57. D. Où s'attache le dartos?

R. Dans toute l'étendue de la symphise du pubis et de ses branches.

58. D. Qu'est-ce qui forme le ligament suspenseur de la verge?

R. Les fibres du dartos les plus rapprochées de la ligne médiane de la symphise.

59. D. Que renferme le médiastin postérieur?

R. L'aorte, la veine azygos, la trachée-artère,

l'œsophage, le canal thoracique et beaucoup de ganglions lymphatiques.

60. D. Comment est dirigé le cœur?

R. En bas, en avant et à gauche.

61. D. Combien distingue-t-on de genres de leviers dans l'économie?

R. Trois.

62. D. Quel est le levier du premier genre?

R. C'est le levier intersistant, c'est-à-dire celui où le point d'appui est au milieu entre la puissance et la résistance; exemple : la tête.

63. D. Qu'est-ce que le levier du deuxième genre?

R. C'est celui où la résistance est au milieu; c'est l'inter-résistant. Lorsque l'homme se tient sur la pointe des pieds, le point d'appui est le sol, la puissance est dans les muscles du tendon d'Achille, et la résistance est le poids du corps.

64. D. Quel est le levier du troisième genre?

R. C'est l'inter-puissant; c'est celui où la puissance est placée entre la résistance et le point d'appui; exemple : dans la flexion

du bras, le point d'appui est à l'articulation du coude, la résistance à la main et
la puissance à l'insertion des muscles
biceps et brachial antérieur, c'est-à-dire
entre la résistance et le point d'appui.

65. D. D'où provient la tunique fibro-celluleuse
du scrotum?

R. Elle n'est autre chose que l'aponévrose
d'enveloppe du grand oblique, qui se jette
sur le cordon à sa sortie du trajet inguinal et l'accompagne dans le scrotum.

66. D. Par quoi sont formés principalement les
muscles?

R. Par des faisceaux de fibres unis par du
tissu cellulaire et pouvant être divisés en
faisceaux de plus en plus petits dont les
derniers sont des fibres.

67. D. Par quoi sont formées les fibres?

R. Par de la fibrine.

68. D. Combien distingue-t-on de sortes de
muscles ?

R. Deux sortes de muscles : les uns dont les
contractions sont déterminées par la

volonté ; les autres dont les mouvements
sont involontaires.

69. **D.** Comment sont les muscles de la vie de relation ?

R. Ils sont rouges et réticulés.

70. **D.** Comment sont les muscles de la vie organique ?

R. Ils sont blancs, lisses, non réticulés, à
l'exception du cœur.

71. **D.** Qu'est-ce qui reçoit plus de sang dans un
temps donné, les reins ou les testicules ?

R. Les reins ; ils en reçoivent trois fois plus.

72. **D.** Pourquoi cela ?

R. Parce que la richesse vasculaire des reins
est beaucoup plus grande que celle des
testicules.

73. **D.** De ce que les reins ont un système vasculaire plus développé que les testicules,
quelle sera la conséquence ?

R. C'est que la sécrétion des reins sera beaucoup plus abondante que celle des testicules.

74. D. Le crémaster peut-il être considéré comme formant une couche spéciale uniforme?

R. Oui, d'après Velpeau et Cruvelhier.

75. D. Par quoi est constitué le crémaster?

R. Par des fibres rougeâtres éparses et rares, très-prononcées chez les uns, peu chez les autres, en forme d'anses; c'est une émanation des muscles, petit oblique et transverse.

76. D. Quels sont les nerfs qui vont se distribuer dans la région épicranienne?

R. De dedans en dehors; la fin du nerf nasal, le frontal interne et externe, branche de l'ophthalmique, les branches du temporal, les branches de l'auriculaire, les branches mastoïdiennes.

77. D. De quelle source viennent-elles?

R. De la carotide externe.

78. D. En viennent-t-elles toutes directement?

R. Non.

79. D. Quels sont les nerfs de la langue?

R. Le lingual, l'hypoglosse, le glosso-pharyngien et la corde du tympan qui est une branche du facial.

80. **D.** A quoi donnent passage les arcades cintrées du diaphragme ?

R. Au psoa et au carré des lombes.

81. **D.** Qu'est-ce que le centre aponévrotique du diaphragme ?

R. C'est une aponévrose qui donne insertion aux fibres musculaires [diaphragmatiques.

82. **D.** A quoi a-t-on comparé le centre aponévrotique ?

R. A une assemblée délibérante : le centre est toujours le plus nombreux, la droite ensuite, enfin la gauche ou l'opposition. Il en est de même du centre phrénique, qui est composé du centre qui est plus grand que la foliole droite, et celle-ci, plus grande que la foliole gauche.

83. **D.** Le centre aponévrotique s'abaisse-t-il dans l'inspiration ?

R. Non, puisqu'il est retenu par ses inser-

tions au péricarde et aux gros vaisseaux.

84. D. Comment alors s'agrandit le diaphragme?

R. Par son tissu musculaire qui est en rapport avec les poumons.

85. D. Que trouve-t-on dans la région sous-
clavière ?

R. Les cordons du plexus brachial, la veine
jugulaire externe, la cervicale transverse, la cervicale profonde, la scapulaire supérieure, enfin l'artère vertébrale.

86. D. De quoi se compose une fibre nerveuse?

R. D'un canal et d'une matière médullaire.

87. D. Quelle est la cause du battement du
cœur?

R. Ce sont ses contractions.

88. D. Le cœur quitte-t-il la paroi thoracique pour produire ses battements ?

R. Non.

89. D. Comment le vomissement a-t-il lieu ?

R. Par la contraction des muscles abdominaux et du diaphragme; le vomissement
n'est pas dû à l'estomac.

90. D. Le cardia est-il muni d'un sphincter?

R. Non; la régurgitation n'a pas lieu à cause de la tonicité et de ۶ contraction de l'œsophage?

91. D. Le liquide rachidien est-il le même que le liquide ventriculaire?

R. Oui.

92. D. Comment communiquent-ils ensemble?

R. Par le trou de Magendi qui se trouve situé dans le quatrième ventricule.

93. D. Les vaisseaux ont-ils une autre propriété que l'élasticité?

R. Oui; c'est la contractilité.

94. D. Qu'est-ce qui se contracte le plus des grosses ou des petites artères?

R. Les petites.

94 *bis*. D. Les veines se contractent-elles?

R. Oui.

95. D. Le canal thoracique se contracte-t-il?

R. Oui.

96. D. Comment se fait le cours de la lymphe?

R. C'est par le vide qui se fait par la respiration.

97. D. Par quelle voie le canal thoracique débouche-t-il dans le système sanguin ?

R. A gauche par le canal thoracique et à droite par la grande veine lymphatique.

98. D. Quels sont les éléments du sang ?

R. 127 globules, 3 fibrines, 790 eau, 10 sels, 70 albumine.

99. D. Quels sont les globules les plus gros des rouges ou des blancs ?

R. Ce sont les blancs.

99. *bis.* D. Quels sont les plus nombreux ?

R. Les rouges.

100. D. Quelle différence y a-t-il entre les contractions des muscles, qui sont sous la dépendance de la volonté, et celles qui proviennent des muscles non soumis à la volonté ?

R. Les contractions musculaires des muscles soumis à la volonté ne durent pas, et se font rapidement, tandis que celles des muscles involontaires sont lentes à se produire, et lentes à disparaître.

101. D. Qu'est-ce qui arrive par rapport à la con-

tractibilité musculaire, quand on lie une artère ?

R. Les contractions n'ont plus lieu.

102 D. Qu'est-ce que l'on observe chez les paraplégiques et les hémiplégiques par rapport aux muscles ?

R. La fibre s'atrophie, les muscles sont appelés alors muscles gras.

103. D. Quelle différence y a-t-il entre les muscles et les tendons, au point de vue histologique ?

R. Les ligaments ont les fibres parallèles et peu élastiques, tandis que les tendons ont leurs fibres non parallèles ni élastiques.

104. D. Qu'y a-t-il à remarquer quant aux vaisseaux des différentes couches du scrotum ?

R. Ils ne se divisent point en capillaires, de sorte que ces couches, étant peu vasculaires, ont une vitalité peu énergique.

105. D. Est-ce que les couches du scrotum jouissent d'une grande sensibilité ?

R. Non ; elles sont fort obtuses.

106. D. De quelle manière la tunique vaginale enveloppe-t-elle le testicule ?

R. Comme le péritoine, l'intestin grêle.

107. D. Quelle partie du testicule n'est pas enveloppée par la tunique vaginale ?

R. Le bord supérieur par où passent les canaux efférents, les vaisseaux et nerfs.

108. D. La tunique vaginale tapisse-t-elle l'épididyme entièrement?

R. En partie seulement.

109. D. Comment le testicule est-il repoussé dans l'hydrocèle ?

R. Il est repoussé en arrière.

110. D. Quelle partie de la tumeur le testicule occupe-t-il?

R. La partie supérieure.

111. D. Est-ce que les testicules sont de même volume ?

R. Non ; le gauche est toujours un peu plus gros que le droit.

112. D. A quoi la tunique fibreuse peut-elle être

comparée, quant à son épaisseur et sa densité ?

R. A la sclérotique.

113. D. Qu'est-ce que la tunique albuginée présente de remarquable au bord supérieur du testicule ?

R. Un épaississement considérable et canaliculé.

114. D. Qu'est-ce qu'on trouve de remarquable dans le corps d'hygmore ?

R. Les canaux séminifères efférents.

115. D. Par quel mécanisme les muscles se contractent-ils ?

R. Les physiologistes ne sont pas d'accord sur la manière dont se produit le phénomène ; les uns, avec Haller, pensent qu'il est le résultat du plissement en zigzag des faisceaux musculaires pendant la contraction ; d'autres soutiennent qu'il s'effectue par un simple raccourcissement de la fibre, comme dans un fil de caoutchouc.

116. D. Quels sont les cartilages du larynx ?

R. Le cartilage thyroïde, le cartilage cricoïde et les deux cartilages aryténoïdes.

117. D. Qu'est-ce que la glotte ?

R. C'est l'espace compris entre les cordes vocales supérieures et les inférieures.

118. D. D'où dépendent les sons que produit le larynx ?

R. Ils dépendent de l'action de l'air sur les cordes vocales.

119. D. Combien distingue-t-on de substances dans les os ?

D. Reux : la substance calcaire et la substance cartilagineuse, dans les mailles de laquelle vient s'incruster la substance calcaire.

120. D. Qu'est-ce qu'une articulation ?

R. C'est l'assemblage de deux ou d'un plus grand nombre d'os, qui se touchent ou se correspondent par les surfaces, dont la configuration est réciproque.

121. D. Que doit-on étudier dans une articulation ?

R. Les surfaces articulaires, les moyens

d'encroûtement, les moyens d'union, les moyens de glissement.

122. D. Quelle est la disposition des cartilages d'encroûtement ?

R. Ils sont disposés comme dans l'émail des dents en rayons implantés perpendiculairement à la surface d'encroûtement.

123. D. Comment divise-t-on les articulations ?

R. En articulations immobiles, synarthrose ; mobiles, diarthrose ; mixtes, amphiarthrose.

224. D. Quels sont les moyens d'union dans les synarthroses ?

R. Ce sont des sutures, soit dentées, soit écailleuses

125. D. Les articulations mobiles ou diarthrose, combien renferment-elles d'espèces ?

R. Six : l'énarthrose, l'emboitement réciproque, le condyle arthrose, la trochlée ou ginglyme, la trochoïde, l'arthrodie.

126. D. Combien l'énarthrose présente-t-elle de mouvements ?

R. Six : adduction, abduction, flexion, extension, circumduction, rotation.

127. **D.** Qu'est-ce que le condyle arthrose ?

R. C'est une tête aplatie sur deux de ses faces. Ce mode d'articulation offre tous les mouvements, moins la rotation ; exemple : articulation métacarpo-phalangienne.

128. **D.** Donner un exemple de ginglyme.

R. Les phalanges entre elles, le genou.

129. **D.** Donner un exemple de trochloïde ?

R. Atlas sur axis, radius sur cubitus.

130. **D.** Qu'est-ce qu'une arthrodie ?

R. Ce sont des surfaces planes, qui n'ont entre elles que de simples glissements ; exemple : articulation du carpe.

131. **D.** Qu'est-ce qu'une trochloïde ?

R. C'est une tête tournant sur elle-même ; elle ne présente qu'un mouvement : la rotation.

132. **D.** Qu'est-ce que l'emboîtement réciproque ?

R. Deux surfaces alternativement concaves et convexes.

133. **D.** L'emboîtement réciproque offre-t-il tous les mouvements ?

R. Oui, moins la rotation.

134. D. Exemple d'emboîtement réciproque?

R. Le trapèze et le premier métacarpien.

135. D. Quelle différence y a-t-il entre le cerveau
et la moelle ?

R. C'est que la substance grise occupe la
circonférence du cerveau, tandis que la
substance blanche occupe la circonférence de la moelle.

136. D. Par où les filets du grand sympathique
communiquent-ils avec la moelle ?

R. Par les trous de conjugaison.

137. D. Quels sont les principaux tissus de l'économie ?

R. Il y a le tissu cellulaire, le tissu fibreux,
le musculaire, le nerveux, le tissu
osseux, cartilagineux, séreux.

138. D. Qu'est-ce que l'appendice testiculaire?

R. Un petit corps frangé, pédiculé, flottant,
qui contient entre deux lames séreuses
un peu de graisse; ce n'est qu'un repli
séreux, analogue aux franges synoviales
articulaires.

139. D. Quel est le rapport du canal déférent ?

R. Les artères et veines spermatiques sont situées au-devant de lui ; il en est séparé par un tissu filamenteux, qui lui forme une sorte de gaîne indépendante.

140. D. En général, est-il facile de reconnaître et de séparer le canal déférent des autres éléments du cordon ?

R. Oui ; il est régulièrement cylindrique, ses parois sont épaisses et dures.

141. D. Quelles artères sont renfermées dans le cordon ?

R. Les artères spermatiques, funiculaires, qui viennent de l'épigastrique, déférentielle (vésicale).

142. D. Sur quoi rampent les nerfs testiculaires qui émanent du grand sympathique ?

R. Sur l'artère déférentielle.

143. D. Comment se nomme le plexus formé par les veines spermatiques ?

R. Plexus pampiniforme.

144. D. De quel côté les varicocèles sont-ils le plus fréquents?

R. Du côté gauche.

145. D. Où vont se rendre les lymphatiques du testicule ?

R. Aux ganglions lombaires.

146. D. Combien de ligaments à la symphyse pubienne ?

R. Quatre : l'antérieur, postérieur, supérieur, inférieur.

147. D. Quelles sont les couches de la verge ?

R. Peau, le tissu cellulaire sous-cutané, la gaîne fibreuse propre, le corps caverneux, le corps spongieux.

148. D. Quelle est la structure des corps caverneux ?

R. Essentiellement spongieuse et érectile ; toutes les cellules communiquent entre elles et avec les veines qui en émanent ; au centre de chaque corps caverneux on voit l'artère caverneuse.

149. D. Structure du corps spongieux ?

R. C'est une gaîne spongio-vasculaire qui entoure toute la partie antérieure de l'urètre. Cette gaîne est renflée à ses

deux extrémités, le bulbe est complète-
ment spongieux, c'est-à-dire formé d'a-
réoles contenant du sang veineux et
tapissées par la membrane interne des
veines comme les corps caverneux.

150. D. Qu'est-ce que le muscle de houston ?

R. Une languette du bulbo-caverneux qui
contourne les corps caverneux et arrive
jusque sur le dos de la verge en devant
et sur les côtés du ligament suspenseur.

151. D. Comment sont formés les ligaments
larges?

R. C'est un prolongement transversal de la
tunique péritonéale.

152. D. Qu'est-ce que les ligaments vésico-
utérins?

R. Deux très-petits replis falciformes que
présente le péritoine dans l'intervalle qui
sépare la vessie de l'utérus.

153. D. Quel nerf préside au mouvement de
flexion de l'avant-bras sur le bras ?

R. Le musclo-cutané.

154. D. Quels nerfs président à la sensibilité de la peau de l'avant-bras ?

R. Brachial cutané interne ; musculo-cutané, radial.

155. D. Où s'épuisent les branches terminales du nerf circonflexe (axillaire) ?

R. Dans le deltoïde.

156. D. Quels muscles le nerf médian anime-t-il ?

R. Rond pronateur, grand palmaire et petit palmaire, fléchisseur superficiel des doigts ; long, fléchisseur propre du pouce, fléchisseur profond 1/2 externe, carré pronateur, muscles de l'éminence thénar, court abducteur, opposant, court fléchisseur.

157. D. Quelles branches les nerfs médian et cubital fournissent-ils au bras ?

R. Aucune.

158. D. Quels muscles le nerf cubital anime-t-il ?

R. Cubital antérieur, fléchisseur profond (partie interne,) palmaire cutané, muscles de l'éminence hypothénar, lombricaux internes; tous les interosseaux, dont l'adducteur du pouce fait partie.

159. **D.** Quel nerf anime le long supinateur et les deux radiaux externes ?

R. Nerf radial.

160. **D.** Quel nerf anime le triceps brachial?

R. Nerf radial.

161. **D.** Quel nerf anime le court supinateur?

R. Le nerf radial, branches terminales.

162. **D.** Quel nerf anime : l'extenseur commun des doigts, l'extenseur du petit doigt, le cubital postérieur, le long extenseur du pouce, l'extenseur propre de l'index, le long abducteur du pouce, le court extenseul ?

R. Le radial, branches terminales.

163. **D.** Qu'est-ce qui constitue les racines motrices du pneumogastrique?

R. Un filet très-court de l'hypoglosse.

164. **D.** A quels muscles se distribue le grand hypoglosse ?

R. Au thyrohyoïdien, genio-hyoïdien, hypoglosse, styloglosse, génioglosse, fibres musculaires intrinsèques de la langue.

165. D. A quels muscles se distribue le glosso-pharyngien ?

R. Au digastrique (ventre postérieur,) stylo-glosse ; stylo-pharyngien ; stylo-hyoïdien ; glosso-staphylin.

166. D. Qu'est-ce qui s'insère à la crête iliaque dans ses trois quarts antérieurs ?

R. Le petit oblique, grand oblique transverse.

167. D. Qu'est-ce qui s'insère à la crête iliaque dans son 1/4 post. ?

R. Grand dorsal, long dorsal, sacro-lombaire, carré des lombes.

168. D. Ou vont se distribuer les branches terminales du glosso-pharyngien ?

R. Aux glandules de la base de la langue, à la muqueuse linguale, aux papilles caliciformes.

169. D. Quels sont les nerfs de sensibilité de la langue ?

R. Le lingual dans ses 2/3 antérieurs ; le glosso-pharyngien dans sa partie postérieure.

170. D. Quels sont les organes annexes du canal digestif ?

R. 1° Les glandes salivaires ; 2° le foie ; 3° le pancréas.

171. D. Quelle est la plus volumineuse des glandes de l'économie ?

R. Le foie.

172. D. A quoi sert le foie ? Quelles sont ses fonctions ?

R. Il séçrète la bile et transforme en sucre les matières amylacées, il sert à émulsionner les matières grasses ; il sert à transformer les substances azotées, fibrine, albumine, etc., en substance soluble et assimilable nommée albuminose.

173. D. Qu'est-ce qu'un aliment ?

R. Toute substance qui, introduite dans l'appareil digestif, a pour but de réparer les parties solides du sang et concourt ainsi à l'entretien de la vie.

174. D. Comment divise-t-on les aliments?

R. En aliments minéraux et aliments organiques.

175. D. Quels sont les aliments minéraux?

R. Le fer, qui entre dans la composition du sang; le sel marin, qui fait partie de presque tous les liquides de l'organisme; le phosphate et le carbonate de chaux, qui servent à former les os.

176. D. Comment divise-t-on les aliments organiques?

R. En aliments végétaux et aliments animaux.

177. D. Les aliments végétaux et les aliments animaux diffèrent-ils beaucoup par leur composition?

R. Non; MM. Dumas et Liebig ont prouvé que les principes immédiats, fondamentaux, l'albumine, la fibrine et la caséine se trouvent dans les végétaux comme dans les animaux.

178. D. Quelle est donc la différence entre eux?

R. C'est que les aliments végétaux contiennent beaucoup moins de principes azotés et qu'ils contiennent en outre d'autres principes non azotés qui manquent dans la chair, tels que fécules, sucre, gomme.

179. D. A quoi servent les aliments azotés : albumine, fibrine, caséine ?

R. Ils servent à la formation et à la réparation des tissus.

180. D. Quel nom prennent-t-ils?

R. Le nom d'aliments plastiques.

181. D. Comment appelle-t-on les aliments non azotés, tels que la graisse, les huiles, la bière, le sucre, le vin, l'eau-de-vie ?

R. Aliments respiratoires.

182. D. Ces aliments sont-ils assimilables ?

R. Non; ils ne s'incorporent pas aux parties vivantes; leur rôle est de fournir des matériaux propres à la combustion, et d'être incessamment rejetés au dehors.

183. D. Quels sont les muscles du nez?

R. Le pyramidal, l'élévateur commun d'aile du nez et de la lèvre supérieure; l'élévateur propre de la lèvre supérieure ou élévateur commun profond, le transverse du nez, le myrtiforme.

184. D. Quelle est l'action du pyramidal?

R. Il est l'antagoniste du frontal : il abaisse la peau de la partie inférieure du front.

185. D. Quelle est l'action de l'élévateur commun superficiel?

R. Essentiellement élévateur de la lèvre supérieure et accessoirement élévateur de l'aile du nez.

186. D. Quelle est l'action de l'élévateur commun profond?

R. Il relève la lèvre supérieure et aussi l'aile du nez, quand toutes ses fibres se contractent à la fois; mais ses fibres nasales peuvent se contracter seules et dilater la cavité des narines.

187. D. Quelle est l'action du transverse?

R. Il se contracte seul, il ride la peau des parties latérales du nez, en l'attirant de bas en haut; quand on rit il agit rarement seul, mais en même temps avec le myrtiforme. Le myrtiforme et transverse réunis constituent un demi-sphincter.

188. D. Qu'est-ce que l'arrière-cavité des fosses nasales ?

R. C'est une cavité destinée à établir une large communication entre les fosses nasales et les voies respiratoires et digestives.

189. D. Quelles sont ses parois ?

R. La paroi supérieure répond à l'apophyse basilaire, la paroi inférieure formée par la face supérieure du voile du palais ; la paroi antérieure, par bord postérieur de la cloison des fosses nasales et ouverture de ces fosses ; la paroi postérieure répond à l'atlas au corps de l'axis, au muscle grand et petit droit antérieurs de la tête, les parois latérales de même.

190. D. Quelle est la forme de l'arrière-cavité des fosses nasales ?

R. Irrégulièrement cubique.

191. D. Par quoi la trachée est-elle recouverte ?

R. Par la peau, le fascia sous-cutané, le

peaucier, les muscles, l'aponévrose cervicale.

192. D. Quel est le nombre des glandes de Meibonius ?

R. Vingt-cinq ou trente pour la paupière supérieure ; vingt ou vingt-cinq pour la paupière inférieure.

193. D. Quelle est leur direction ?

R. Perpendiculaire au bord libre des paupières.

194. D. Quelle est la nature de ces glandes ?

R. Ce sont des glandes en grappe.

195. D. A quoi donne attache le tendon de l'orbiculaire ?

R. Par sa partie antérieure, aux fibres de l'orbiculaire des paupières ; par sa partie postérieure, à la partie interne des ligaments larges.

196. D. Comment appelle-t-on le canal de Fontana ?

R. Cercle veineux, grande veine circulaire de l'iris.

197. D. Qu'est-ce qui se rend dans le canal de Fontana ?

R. Toutes les veines de l'iris.

198. D. Qu'est-ce que la salive ?

R. Un liquide incolore filant, généralement alcalin.

199. D. De quoi est-elle composée ?

R. De neuf cent quatre-vingt-neuf parties sur mille d'eau, contenant en dissolution du chlorure de sodium, du sulfocyanure de potassium, du lactate de potasse et de soude, et surtout la ptyaline.

200. D. Quel autre nom donne-t-on à la ptyaline ?

R. Le nom de diastase animale.

201. D. Quelle est la substance qui joue le principal rôle dans la salive ?

R. C'est la ptyaline.

202. D. Quelle est son action ?

R. C'est de transformer les aliments féculents en glucose ou sucre d'amidon.

203. D. Quelle est la conséquence de cette transformation ?

R. C'est de rendre les aliments féculents, solubles et assimilables.

204. D. Par quoi est fournie la salive ?

R. Par les glandes parotides sous-maxillaires et sublinguales.

205. D. Quels sont les phénomènes chimiques de la digestion ?

R. L'insalivation, la chymification et la chylification.

206. D. Où se fait la chymification ?

R. Dans l'estomac.

207. D. Et la chylification ?

R. Dans les intestins.

208. D. Les matières albuminoïdes ou azotées, par quoi sont-elles transformées en albuminose ?

R. Par le suc gastrique et la bile.

209. D. Où ces transformations ont-elles lieu ?

R. Dans l'estomac et le duodénum.

210. D. Quelle est la substance du suc gastrique qui transforme l'albumine en albuminose ?

R. La pepsine.

211. D. Par quoi sont émulsionnées les matières grasses ?

R. Par la bile et le sucre pancréatique surtout.

212. D. Quelle est la partie active du fluide pancréatique ?

R. C'est la pancréatine qui lui donne ses propriétés particulières.

213. D. Quels sont les actes successifs dont se compose la digestion ?

R. La préhension des aliments, la mastication et l'insalivation, la déglutition, la chymification, la chylification, l'absorption et la défécation.

214. D. Les matières grasses sont-elles absorbées par les veines ?

R. Non ; elles ne sont absorbées que par les vaisseaux chylifères.

215. D. Quelle est la forme des globules sanguins ?

R. Ils sont circulaires et aplatis en forme de disques.

126. D. Combien y a-t-il de globules dans le sang ?

R. Cent vingt-sept, pour mille parties.

217. D. Par quoi sont formés les globules du sang?

R. Par une enveloppe qui renferme un liquide albumineux, contenant une matière rouge nommée hématosine.

218. D. De quoi se compose l'hématosine?

R. Carbone, oxygène, hydrogène, azote et fer.

219. D. Quels sont les muscles de la patte d'oie?

R. Couturier; droit interne, demi-tendineux.

220. D. Qu'est-ce qui passe par la gouttière de l'astragale?

R. Le long fléchisseur du gros orteil.

221. D. A quoi ressemblent les globules blancs du sang?

R. Aux globules du chyle.

222. D. Qu'est-ce que le caillot?

R. C'est la partie solide du sang extrait des vaisseaux; il est formé par la fibrine coagulée qui emprisonne entre ses mailles les globules sanguins.

223. D. De quoi est composé le sérum ?

R. D'eau, d'albumine et de sels, tels que chlorure de sodium, carbonate de soude, phosphate de soude, de la cholestérine, des acides oléiques, margariques, acide carbonique, azote, oxygène.

224. D. De combien d'ordres de fibres se compose la sclérotique ?

R. De fibres de tissu cellulaire, de fibres de noyaux très-nombreuses, de fibres élastiques en petit nombre.

225. D. D'où viennent les artères de la sclérotique ?

R. En arrière, des ciliaires courtes; en avant, des ciliaires antérieures.

226. D. Où se jettent les veines de la sclérotique ?

R. Les antérieures, dans les veines ciliaires extérieures; les postérieures, dans les veines choroïdiennes ou vasa vorticosa.

227. D. Dans quels organes les veines ne suivent-elles pas le trajet des artères ?

R. Au cerveau, au corps caverneux (l'artère se dirige de haut en bas, la veine de bas

en haut) ; à l'orbite, la veine ophthalmique
est indépendante de l'artère ; dans les os,
les veines n'ont aucun rapport avec les
artères.

228. **D.** En quoi les veines profondes différent-
elles des superficielles ?

R. Les veines profondes sont invariables
dans leur origine et leurs trajets, mais
variables dans leur embouchure ; les veines superficielles varient beaucoup dans
leurs radicules et leurs branches, mais
présentent une terminaison constante.

229. **D.** Où ont lieu, de préférence, les communications entre les veines profondes et les
veines superficielles ?

R. Dans le voisinage des articulations.

230. **D.** Comment a lieu la communication entre
le système veineux intra et extracranien ?

R. Au moyen de la veine ophthalmique, qui se
jette dans la veine frontale ; et de la veine
mastoïdienne qui se jette dans le sinus
latéral, veines émissaires de Santorini
(veines sous-cutanées).

231. D. D'où vient le nom de sinus caverneux?

R. De l'analogie de conformation inté-
rieure avec celle du corps caverneux de la
verge.

232. D. Comment la fibrine se trouve-t-elle dans
la sang circulant ?

R. Elle se trouve à l'état de dissolution.

233. D. Qu'arrive-t-il à la fibrine extraite des
vaisseaux ?

R. La fibrine se sépare du sang, se solidifie
en enveloppant dans le tissu de ses
mailles les globules.

234. D. Quel est l'usage du sang?

R. Il est l'agent principal de la nutrition ;
c'est lui qui fournit aux organes les matériaux propres à les former et à les
réparer.

235. D. Quel est l'autre rôle du sang?

R. Il est un excitant des parties vivantes
sans lequel la vie ne saurait se maintenir.

236. D. Le sang qui se rend aux organes diffère-
t-il de celui qui en sort ?

R. Oui ; parce qu'en traversant les organes
il cède aux tissus dans lesquels il pénètre
des particules que ceux-ci incorporent
à leur substance.

237. D. Quelle différence y a-t-il entre le sang
artériel et le sang veineux ?

R. Le sang artériel est rouge, le sang veineux est noir. Le sang artériel contient
beaucoup plus de globules que le veineux ; il se coagule aussi plus facilement.

238. D. Comment le sang veineux peut-il repren-
dre les propriétés du sang artériel ?

R. Par le contact de l'air qui le transforme
en sang artériel.

239. D. Qu'est-ce que la circulation ?

R. C'est le transport continuel du sang du
poumon dans toute l'économie et le re-
tour du sang des organes aux poumons.

240. D. Les ventricules ont-ils leurs parois plus
épaisses que les oreillettes ?

R. Oui.

241. D. Du ventricule droit et du ventricule gauche, quel est le plus épais ?

R. Le ventricule gauche.

242. D. Comment s'ouvrent les valvules sygmoïdes ?

R. De bas en haut.

243. D. Comment s'ouvrent les valvules tricuspides et mitrales ?

R. De haut en bas.

244. D. Par quoi est traversé le sinus caverneux?

R. Par l'artère carotide interne, et le nerf moteur oculaire externe ?

245. D. Comment divise-t-on les veines du rachis ?

R. En intra-rachidiennes, extra-rachidienne postérieures, extra-rachidiennes antérieures.

246. D. A quelle partie du système artériel les veines du rachis correspondent-elles ?

R. Aux branches pariétales de l'aorte, artères intercostales supérieures, cervicales ascendantes, iléo-lombaires, sacrées moyennes, sacrées latérales.

247. D. Comment divise-t-on les veines intra-rachidiennes ?

R. Longitudinales antérieures (sinus longitudinaux), longitudinales postérieures, transverses.

248. D. Quel est l'origine de la veine azygos?

R. Ordinairement, elle naît d'une série d'arcades anastomotiques qui embrassent la base des apophyses transverses des vertèbres lombaires; quelquefois elle fait suite au tronc de la dernière veine intercostale ou de la première lombaire.

249. D. Peut-elle partir directement de la veine cave inférieure ?

R. Oui; cela peut arriver, mais c'est très-rare.

250. D. Quelles veines la veine azygos reçoit-elle en avant ?

R. La bronchique droite — quelques veines œsophagiennes et médiastines.

251. D. Quelles sont les glandes qui n'ont point de canaux excréteurs ?

R. Le corps thyroïde, la rate, les capsules surrénales, le thymus.

252. **D.** Quel est le conduit excréteur de l'ovaire?

    R. C'est la trompe de Fallope.

253. **D.** Qu'arrive-t-il quand les vésicules de Graaf se rompent ?

    R. Elles laissent passer par la trompe le produit formé dans leur intérieur.

254. **D.** Dans les glandes proprement dites, qu'y a-t-il de remarquable ?

    R. C'est que les éléments glandulaires et les vaisseaux sanguins sont parfaitement indépendants.

255. **D.** Peut-il y avoir continuité entre les canaux excréteurs et les vaisseaux sanguins?

    R. Non ; les canaux excréteurs peuvent se mélanger, s'accoler avec les vaisseaux sanguins, mais jamais il n'y a continuité entre eux.

256. **D.** Comment alors se font les échanges e matières dans les phénomènes de sécrétion ?

    R. Ils se font au travers des parois des vaisseaux et des éléments glandulaires.

257. **D.** En quoi consiste la sécrétion?

R. Dans l'action qu'exercent sur les portions du sang épanchées en dehors des parois capillaires certains tissus glandulaires.

258. D. Les glandes vasculaires, sanguines, n'ayant point de canaux excréteurs, comment s'exercent leurs fonctions ?

R. Dans les espaces celluleux intervasculaires remplis de vésicules spéciales.

259. D. Alors que devient le produit de leur action ?

R. Il rentre dans la circulation par l'absorption.

260. D. D'où proviennent toutes les sécrétions ?

R. Du sang.

261. D. Par quoi est déterminée la sortie de la partie liquide du sang au travers des parois des vaisseaux capillaires ?

R. Par la tension du sang.

262. D. A quel moment a lieu la tension du sang dans les artères ?

R. Au moment de la systole ventriculaire.

263. D. Qu'est-ce que la tension du sang ?

R. C'est l'effort constant que le sang exerce contre les parois artérielles.

264. D. La tension pourrait-elle avoir lieu dans des vaisseaux ouverts ?

R. Non ; elle ne peut avoir lieu que dans des vaisseaux fermés.

265. D. Si la tension du sang diminue dans les vaisseaux, que remarque-t-on du côté des liquides sécrétés ?

R. Leur diminution correspondante.

266. D. Toutes les parties du sang fournissent-elles de la sécrétion ?

R. Non ; il n'y a que les parties liquides.

267. D. Pourquoi cela ?

R. C'est parce que les globules, ne pouvant traverser les parois des vaisseaux, et les canaux excréteurs des glandes ne pouvant communiquer avec les vaisseaux sanguins, c'est uniquement les parties liquides du sang qui fournissent à la sécrétion

268. D. En vertu de quelle force l'évacuation des produits de sécrétion a-t-elle lieu ?

R. Par le *vis à tergo* de la production sécrétoire et par la contraction des tuniques des canaux excréteurs des glandes.

269. D. Comment a lieu cette contraction ?

R. Elle a lieu comme celle des muscles à fibres lisses : elle est lente à se produire, lente à disparaître, son action est vermiculaire.

270. D. Quelles sont les glandes munies d'un réservoir ?

R. Ce sont les reins qui ont pour réservoir la vessie, la glande lacrymale, qui a pour réservoir le sac lacrymal ; le testicule, qui a pour réservoir les vésicules spermatiques ; le foie, qui a pour réservoir la vésicule biliaire.

271. D. Comment ces réservoirs se vident-ils ?

R. Par la contraction des muscles voisins et par la contraction de leurs parois.

272. D. Qu'arrive-t-il si l'on pique le bulbe près du pneumo-gastrique ?

R. Hypersécrétion du foie, accumulation de sucre dans le foie, glucosurie.

273. **D.** Qu'arrive-t-il par rapport à la sécrétion si l'on excite un nerf?

R. Il y a hypersécrétion.

274. **D.** Et si on le coupe?

R. Il y a diminution de la sécrétion.

275. **D.** A quel moment le suc gastrique afflue-t-il dans l'estomac?

R. Au moment où les aliments viennent exciter la muqueuse.

276. **D.** A quoi servent les glandes de Méibonius?

R. Elles servent à enduire le bord libre des paupières d'un vernis gras qui s'oppose à l'écoulement des larmes sur les joues.

277. **D.** Donnez un exemple de sécrétion excrémentitielle?

R. La sécrétion urinaire.

278. **D.** Qu'est-ce qu'une sécrétion excrémentitielle?

R. C'est celle qui est continue et qui n'est liée ni aux phénomènes de la vie de nutrition, ni à ceux de la vie animale et qui est destinée à être rejetée en dehors de l'économie.

279. **D.** La sécrétion du sperme est-ce une excrétion excrémentitielle ?

R. Non ; parce qu'elle est intermittente, et que, quand elle est rejetée, elle sert à la reproduction de l'espèce.

280. **D.** Qu'est-ce qu'une sécrétion récrémentitielle ?

R. Ce sont celles dont le produit rentre dans le sang ; telles sont les sécrétions séreuses synoviales.

281. **D.** Par où pénètrent les vaisseaux testiculaires dans le testicule ?

R. Par la partie interne du bord supérieur du testicule, en arrière de la tête de l'épididyme.

282. **D.** Quelle est la direction du canal de l'urètre dans sa *portion prostatique* ?

R. Oblique de haut en bas et d'arrière en avant.

283. **D.** Quelle est la limite du bulbe en avant ?

R. A l'angle de réunion des deux racines du corps caverneux.

284. **D.** Où sont situées les glandes de Cooper ?

R. Entre le bulbe et la portion membraneuse (et non entre le bulbe et le bulbocaverneux), dans l'épaisseur du muscle transverso-urétral qui les sépare.

285. D. Quels sont les muscles abaisseurs de la mâchoire?

R. Digastrique, génio - hyoïdien, mylohyoïdien, ptérigoïdien externe.

286. D. Quels sont les muscles élévateurs de la mâchoire?

R. Temporal, masséter, ptérygoïdien interne.

287. D. Quels sont les muscles qu'anime le nerf masticateur?

R. Le temporal, masséter, les ptérygoïdiens, ventre antérieur du digastrique, stylohyoïdien.

288. D. Par quoi est animé le ventre postérieur du digastrique?

R. Par le facial.

289. D. Et le génio-hyoïdien?

R. Par le grand hypoglosse.

290. D. Et les muscles sous-hyoïdiens?

R. Par le plexus cervical.

291. D. Quels nerfs animent le voile du palais ?

   R. Le péristaphylin, externe par maxillaire inférieur ; les autres, par le ganglion spheno-palatin.

292. D. En quoi les reins diffèrent-t-ils des autres glandes ?

   R. Parce qu'ils ont les vaisseaux sanguins les plus développés.

293. D. Combien l'urine enlève-t-elle de liquide à l'économie en vingt-quatre heures ?

   R. 1 kilogramme à 1 kilogramme 12.

294. D. En outre des vaisseaux sanguins, que trouve-t-on dans les reins ?

   R. Les tubes urinifères et les corpuscules de Malpighi.

295. D. Que présentent de remarquable les tubes urinifères dans la substance corticale ?

   R. Des circonvolutions comme celles de l'intestin.

296. D. Comment sont les tubes urinifères dans la substance médullaire ou tubuleuse ?

   R. Ils sont rectilignes.

297. D. Où sont placés les corpuscules de Malpighi?

R. Ils sont placés au milieu des circonvolutions des tubes urinifères.

298. D. Les trouve-t-on dans la substance médullaire?

R. Non; on ne les trouve que dans la substance corticale.

299. D. Qu'est-ce qui entoure les corpuscules de
Malpighi?

R. Un réseau vasculaire extrêmement développé.

300. D. Que trouve-t-on dans leur centre?

R. Une partie centrale que le sang ne pénètre
pas.

301. D. Quelle forme les tubes urinifères pré-
sentent-ils à leur origine dans la substance corticale?

R. La forme d'anses ou de cul-de-sac.

302. D. Comment se terminent-ils dans les pyramides?

R. Par une vingtaine d'ouvertures.

303. D. Que devient l'urine accumulée dans les tubes urinifères des pyramides?

R. Des pyramides elle passe dans les calices et puis dans le bassinet et du bassinet dans l'uretère.

304. D. Les uretères sont-ils contractiles?

R. Oui; les parois des uretères sont contractiles, et c'est en vertu de leur contraction que l'urine est chassée dans la vessie.

305. D. Qu'est-ce qui fait que l'urine ne s'écoule pas incessamment au dehors?

R. C'est la vessie qui est un réservoir destiné à en rendre l'expulsion intermittente.

306. D. Comment l'urine pénètre-t-elle dans la la vessie par l'uretère?

R. Goutte à goutte et s'y accumule.

307. D. Où se trouve la vessie quand elle est vide?

R. Dans la région pelvienne.

308. D. Où se trouve-t-elle quand elle est pleine?

R. Dans la région abdominale.

309. D. Lorsque la vessie est pleine, à combien de

centimètres peut-elle s'élever au-dessus du pubis?

R. 8 ou 10 centimètres.

310. D. La femme a-t-elle une vessie plus grande que celle de l'homme ?

R. Oui ; la femme, par habitude, résistant plus longtemps au besoin d'uriner que l'homme, la vessie augmente de volume.

311. D. Pourquoi les efforts de rire et d'éternuer déterminent - ils souvent l'émission de l'urine.

R. C'est parce que les efforts déterminent la contraction des muscles de l'abdomen.

312. D. En combien de branches se divise l'artère splénique?

R. En cinq ou six branches qui pénètrent dans le parenchyme de la rate.

313. D. Quelles sont les branches de l'artère splénique ?

R. Rameaux pancréatiques, gastro-épiploïque gauche, vaisseaux courts.

314. D. D'où viennent les artères de l'iris?

R. Des ciliaires longues postérieures de

l'ophthalmique, des ciliaires antérieures, des musculaires.

315. D. Par où l'artère ophthalmique entre-t-elle dans l'orbite?

R. Par le trou optique avec le nerf optique.

316. D. Comment est-elle située à son origine?

R. Au-dessous et en dehors du nerf optique, elle se trouve dans la cavité de l'orbite entre le moteur oculaire externe et le muscle droit externe ; puis elle se porte en haut et en avant entre le muscle droit supérieur et nerf optique pour gagner la paroi interne de l'orbite.

317. D. L'insertion du moyen fessier ?

R. Aux 3/4 antérieur de la crête iliaque entre les deux lignes 1/2 circulaires, à l'épine iliaque antérieure et supérieure, à une aponévrose épaisse qui s'attache au 1/4 antérieur de la crête de la partie supérieure de la face externe du grand trochanter.

318. D. Insertion du muscle sterno-mastoïdien?

R. En bas à la partie supérieure et anté-

rieure du sternum ; au bord postérieur
de la clavicule, dans la partie interne, en
haut à la base de l'apophyse mastoïde
1/3 externe de la ligne courbe supérieure.

319. D. Quelles sont les branches de l'aorte
thoracique ?

R. Bronchiques, œsophagiennes, médiastines, intercostales.

320. D. Direction de la grande veine azygos ?

R. Elle s'étend de la colonne lombaire à la
veine cave supérieure en passant dans
l'ouverture aortique du diaphragme.

321. D. Origines de la veine cave supérieure ?

R. Tronc commun de toutes les veines sus-
diaphragmatiques, née de la fusion des
deux troncs brachio-céphaliques au niveau du cartilage de la première côte.

322. D. Veine saphène interne ?

R. Naît du bord interne du pied, passe au-
devant de la malléole interne où on la
saigne, à la face interne de la jambe, en
dedans du condyle interne, à la face in-

terne de la cuisse, et se jette dans la veine crurale par l'orifice inférieur du canal crural.

323. D. Quelles sont les branches que fournit la saphène interne ?

R. Toutes les veines superficielles de la région plantaire interne et dorsale. Le plus grand nombre des veines sous-cutanées de la jambe, toutes les veines sous-cutanées de la cuisse, veines honteuses, externes, veines tégumenteuses abdominales.

324. D. Quelles sont les anastomoses de la veine saphène interne ?

R. Avec plantaire interne dans sa région pédieuse ; avec terminaison des pédieuses au niveau de l'articulation tibio-tarsienne ; avec veine tibiale postérieure, avec veine fémorale.

325. D. Décrire la honteuse interne ?

R. Branche de la terminaison de l'hypogastrique, se distribue au pénis et enveloppes du testicule ; au rectum, prostate, vési-

cules séminales, vagin, vessie, au pyramidal et jumeaux, utérus, au sphincter,
anus, superficielles du périnée, transverse ou bulbeuse, caverneuses, dorsale
de la verge.

326. D. Caractère distinctif des apophyses transverses des vertèbres cervicales, lombaires
et dorsales ?

R. Les apophyses transverses des vertèbres
cervicales présentent un trou à leur base;
gouttière terminé à leur base par tuber-
cule antérieur et postérieur. Les apophyses transverses des vertèbres dorsales
sont fortes, dirigées en arrière et présentent des facettes articulaires; les
apophyses transverses des vertèbres
lombaires sont en forme de côte et sans
facettes.

327. D. Plexus brachial ?

R. Naît des quatre dernières cervicales et de
la première dorsale, forme triangulaire.
La base répond à la colonne, son sommet au creux de l'aisselle situé entre le

scalène antérieur et le scalène postérieur
derrière l'artère sous-clavière : branches
collatérales, circonflexe, cutanée interne, cutanée externe, médiane, cubitale, radiale.

328. D. Attaches exactes du muscle deltoïde?

R. Sur tout le bord postérieur de l'épine de
l'omoplate au bord externe de l'acromion,
au 1/3 externe du bord antérieur de la
clavicule en bas au V deltoïdien par
3 tendons.

329. D. Insertions du diaphragme en avant et sur
les côtés?

R. *En avant*, aux parties latérales du sternum; *sur les côtés* à la face postérieure et
au bord supérieur des cartilages des
6 dernières côtes en s'entrecroisant avec
les fibres du muscle transverse.

330. D. Où se rendent les veines qui partent du
corps thyroïde?

R. La droite aboutit à l'angle de réunion
des 2 troncs veineux, trachéo-céphali-

que ; la gauche dans le tronc veineux brachio-céphalique gauche.

331. D. Quel est le nerf du droit externe de l'œil ?

R. Moteur oculaire externe.

332. D. Quelles sont les couches de la paupière supérieure ?

R. 1° La peau ; 2° couche musculeuse ; 3° fibrocartilage, 4° C. fibreuse, ligaments longs, C. muqueuse.

333. D. Quelles sont les attaches des muscles grand oblique de l'abdomen ?

R. *En haut*, à la face externe et bord inférieur des 7-8 dernières côtes, par des fibres qui s'entrecroisent avec celles du grand dentelé et du grand dorsal ; *en bas* à la 1/2 antérieure de la lèvre externe de l'os iliaque, à toute l'étendue de l'arcade crurale et au pubis ; *en dedans*, à la ligne blanche.

334. D. Quelles sont les attaches du muscle biceps brachial ?

R. *Courtes portions*, sommet de l'apophyse coracoïdienne, 1/2 externe ; *longue portion*, sommet de cavité glénoïde ; *en bas*,

tubérosité bicipitale, face antérieure du
radius.

335. D. Quelles sont les branches de l'aorte dans
l'abdomen?

R. Diaphragmatiques inférieures, tronc cœ-
liaque,' mésentérique supérieure, rénales, spermatiques, mésentérique inférieure.

336. D. Par quoi est formée l'articulation du
coude? Quel nom prend-elle ?

R. Articulation trochléenne, ginglyme angulaire, qui est composée d'une poulie de
la cavité coronoïde, cavité olécranienne,
crochet cubital, cavité glénoïde du
radius.

337. D. Comment est situé le nerf radial par
rapport à l'artère ?

R. Il est situé en dehors de l'artère.

338. D. Description de l'articulation radio-cubi-
tale supérieure?

R. Ginglyme latérale, cavité sygmoïde du
cubitus concave 1/2 circulaire, surface
1/2 cylindrique verticale encroûtée de

cartilages, ligament annulaire qui embrasse les 2/3 de la tête du radius.

339. D. Quelle espèce de glandes trouve-t-on dans le duodénum ?

R. Les glandes en grappes de Brunner ; on ne les trouve que là, elles sont très-nombreuses sur la 1re portion , moins sur la 2e et rares sur la 3e ; et celles de Liéberküm.

340. D. Dans quelle partie du duoénum viennent s'ouvrir les conduits cholédoques et pancréatiques ?

R. Dans la 2e portion à l'union du 1/3 supérieur, avec les 2/3 inférieurs.

341. D. En outre des glandes de Brunner, que trouve-t-on encore dans le duodénum ?

R. Des valvules conniventes qui commencent à l'extrémité supérieure de la 2e portion ; d'abord elles sont espacées, puis elles se rapprochent, et à l'union de la 2e et 3e portion elles ont acquis leur plus grand développement.

342. D. Quels sont les rapports du cœcum ?

R. *En avant*, avec les parois de l'abdomen quand il est plein ; *en arrière*, avec apo-névrose iliaque ; *en dehors*, avec épine iliaque antérieure et supérieur, et crête iliaque ; *en dedans*, avec bord extérieur de psoas et replis de l'intestin grêle.

344. D. Le besoin d'uriner ne se fait-il sentir que lorsque la vessie est pleine ?

R. Non ; il se fait sentir avant qu'elle soit pleine.

344. D. Quelles sont les substances qui sont re-jetées par l'urine ? Sont-ce les aliments féculents, gras et sucrés ?

R. Non ; ce sont les aliments albuminoïdes.

345. D. Qnelle est la partie essentielle de l'urine ?

R. L'urée, qui se trouve à l'état de disso-lution.

346. D. Qu'est-ce qui produit l'urée ?

R. L'oxydation des matières albuminoïdes.

347. D. Quelle proportion d'azote renferme l'urée ?

R. Quarante-huit pour cent.

348. D. Combien l'urine contient-elle d'urée ?

R. Vingt-deux parties pour mille.

349. D. Lorsque la proportion d'urée devient trop forte, que doit-on faire ?

R. On doit nourrir les malades de matières végétales.

350. D. N'y a-t-il de l'urée que dans l'urine ?

R. Non; on en trouve aussi dans le sang.

351. D. L'urée se forme-t-elle dans le rein ?

R. Non ; elle se forme dans le sang : le rein ne fait qu'en opérer la séparation.

352. D. L'urine renferme-t-elle plus d'acide urique que d'urée ?

R. Non ; elle ne renferme qu'un gramme pour 1000 d'acide urique.

353. D. Combien l'acide urique contient-il d'azote ?

R. Trente-quatre pour cent.

354. D. Que renferme encore l'urine en outre de l'urée et de l'acide urique ?

R. La créatinine et la créatine, du mucus, des lamelles d'épithélium, des traces de matières grasses, de l'acide carbonique

et des sels, chlorure de sodium, de potassium, phosphate de soude, sulfate de
chaux, des traces de silice.

355. D. Quelle réaction présente l'urine fraîche?

R. Une réaction acide puis plus tard alcaline.

356. D. Pourquoi cela ?

R. Parce que l'urée se transforme en carbonate d'ammoniaque.

357. D. Par quel orifice le pneumogastrique
sort-il du crâne?

R. Par le trou déchiré postérieur.

358. D. Avec quels nerfs sort-il ?

R. Avec le glosso-pharyngien et spinal.

359. D. Par quel orifice le nerf hypoglosse sort-il
du crâne ?

R. Par le trou condylien antérieur.

360. D. Qu'est-ce qui s'insère à la face interne
du cubitus?

R. Le fléchisseur profond.

361. D. Qu'est-ce qui s'insère au bord interne du
cubitus?

R. Le fléchisseur profond.

362. D. Quels sont les muscles qui s'insèrent à l'apophyse coronoïde ?

R. Le brachial antérieur, le rond pronateur, le fléchisseur sublime.

363. D. Qu'est-ce qui s'insère au bord interne de l'olécrâne ?

R. Le cubital antérieur.

364. D. Où s'insère le grand psoa ?

R. *En haut*, au corps de la 12ᵉ vertèbre dorsale, corps et disque des lombaires, à leurs apophyses transverses ; *en bas*, au sommet du petit trochanter par un tendon commun avec iliaque.

365. D. Où s'insère le petit psoa ?

R. *En haut*, au corps de la 11ᵉ vertèbre dorsale ; *en bas*, à l'éminence iléopectinée se confondant avec l'aponévrose fascia-iliaca.

366. D. Rapport de l'artère humérale avec les muscles ?

R. *En avant*, avec coraco-brachial ; *en arrière*, avec vaste interne dans son 1/3 sup. avec brachial antérieur dans ses 2/3 inf.; *en dehors*, avec bord int. de biceps.

367. D. Quelles sont les veines principales qui se jettent dans la veine cave inférieure ?

R. 1º La veine porte et veine hépatique; 2º diaphragmatiques inférieures ; 3º rénales ; 4º capsulaires; spermatiques, lombaires, sacrées moyennes.

368. D. Artères du corps thyroïde?

R. Thyroïdiennes supérieures et inférieures (carotide externe et sous-clavière).

369. D. Rapport de face postérieure du cœur?

R. Avec centre aponévrotique du diaphragme œsophage.

370. D. Insertions du trapèze ?

R. *En dedans*, protubérance occipitale externe 1/3 interne, ligne courbe supérieure, tout le ligament cervical, apophyse épineuse de proéminente et des 12 dorsales; *en dehors*, bord supérieur de l'épine de l'omoplate, bord postérieur de l'acromion, bord postérieur de la clavicule dans son 1/3 extérieur.

371. D. Quels sont les rapports de l'artère humérale avec le nerf médian?

R. Le *nerf médian* est d'abord placé en dehors de l'artère, puis à sa partie interne.

372. D. Quel nerf contourne le corps de l'humérus ?

R. Le nerf radial.

373. D. Faire la description de l'artère radiale ?

R. Naît de la bifurcation de l'humérale,
s'étend de 2 centimètres au-dessous du pli
du coude à la paume de la main où elle
forme l'arcade palmaire profonde, se
dirige d'abord verticalement en bas.
Arrivée au sommet de l'apophyse styloïde
du radius, elle se contourne en arrière
du premier métacarpien, s'enfonce dans
le premier espace inter-osseux et forme
l'arcade palmaire profonde.

374. D. Avec quoi s'anastomose l'arcade palmaire
profonde ?

R. Avec branche de la cubitale.

375. D. Décrire le nerf moteur oculaire commun ?

R. Naît de face interne de pédoncules cérébraux, pénètre paroi externe de sinus caverneux n° **1**, s'y anastomose avec plexus caverneux ; pénètre dans l'orbite par la fente sphénoïdale et se divise en **2** branches : *Branche supérieure,* élévateur de paupière supérieure et droit supérieur. *Branche inférieure,* droit interne, droit inférieur, petit oblique qui envoie un filet gros et court au ganglion ophtalmique.

376. D. Où se termine l'artère carotide primitive ?

R. Au niveau supérieur du cartilage thyroïde.

377. D. Combien de faces présente l'astragale et quelle est sa forme ?

R. Cuboïde, présentant 6 faces.

378. D. Avec quoi s'articule la face supérieure ?

R. Avec le tibia.

379. D. Avec quoi est contiguë la face externe de l'astragale ?

R. Avec le péroné.

380. D. Avec quoi s'articule la face antérieure ?

R. Avec le scaphoïde.

381. D. Qu'est-ce qui passe dans la gouttière oblique de la face postérieure de l'astragale ?

R. Le tendon du fléchisseur propre du gros orteil.

382. D. Qu'est-ce qui s'attache à la face interne de l'astragale et en bas dans sa portion rugueuse ?

R. Le ligament latéral interne.

383. D. Quel est le caractère de l'amphi-arthrose ?

R. *Surfaces articulaires* planes, en partie contiguës, maintenues en place à l'aide d'un tissu fibreux. *Moyen d'union*, ligaments inter-osseux périphériques, synoviale rudimentaire — balancement plutôt que glissement.

384. D. Décrire couche par couche les muscles de la région postérieure du cou ?

R. Trapèze, splenius, grand complexus, petit

complexus inter-épineux du cou, grand droit postérieur de la tête, petit droit, grand oblique, petit oblique.

385. D. Où commence et où finit l'aorte ?

R. Du ventricule gauche à la 4e vertèbre lombaire.

386. D. Où finit l'artère iliaque primitive ?

R. Au niveau de l'articulation sacro-vertébrale.

387. D. Quels sont les muscles intrinsèques du larynx ?

R. Crico-thyroïdien, crico-arythénoïdien postérieur, thyro-arythénoïdien, crico-arythénoïdien latéral et arythénoïdien.

388. D. Par quoi sont séparés les deux ventricules latéraux du cerveau ?

R. Par le septum lucidum.

389. D. Combien y a-t-il de ventricules dans le cerveau?

R. 5, 2 latéraux, un moyen ; celui du cervelet et le septum lucidum.

390. D. Quel est le muscle du larynx le plus im-

portant par ses rapports avec les cordes vocales?

R. Le thyro-arythénoïdien.

391. D. Par quoi est formé le plexus brachial?

R. Par l'entrelacement des 4 dernières paires cervicales et de la 1re paire dorsale.

392. D. Quels sont les rapports différents qui existent entre les 2 reins?

R. Le *rein gauche* est en rapport avec la rate, le pancréas et la grosse tubérosité de l'estomac, et le rein droit avec le foie et la 2e portion du duodénum.

393. D. Quels sont les rapports de l'œsophage dans sa portion thoracique en avant?

R. Avec trachée et face postérieure du cœur.

394. D. Quels sont les rapports de l'œsophage dans sa portion thoracique en arrière?

R. Avec canal thoracique, veine azygos avec artères inter-costales droites avec rachis.

395. D. Quels sont les rapports de l'artère humérale avec le nerf cubital?

R. Le nerf cubital occupe d'abord le côté interne dans le creux de l'aisselle, puis il s'en sépare plus bas pour entrer dans la gaîne du triceps.

396. D. Quels sont les points d'ossification du fémur ?

R. Un pour le corps, 2 pour les extrémités, plus tard 2 complémentaires pour les trochanters.

397. D. Des deux faces antérieure et postérieure du cristallin, quelle est celle qui a le plus grand rayon de courbure?

R. La postérieure.

398. D. Par quoi est composé l'héxagone artériel de la base du crâne ?

R. Cérébrales antérieures, cérébrales postérieures, communicantes antérieures et postérieures.

399. D. Quelles sont les artères qui pénètrent dans le crâne?

R. La carotide interne, les vertébrales, méningées moyennes, mastoïdiennes.

400. **D.** Par où pénètre l'artère vertébrale dans le crâne?

R. Elle traverse la dure-mère entre l'arc postérieur de l'atlas et l'occipital.

401. **D.** Et la méningée moyenne?

R. Par le trou petit rond.

402. **D.** Par où la carotide interne pénètre-t-elle dans le crâne?

R. Par le canal carotidien.

403. **D.** Quelle est la direction et la situation du canal carotidien?

R. Il est situé dans le rocher, dans sa portion pierreuse; il est dirigé verticalement de bas en haut, puis horizontalement en avant ou en dedans, puis il redevient vertical.

404. **D.** Où est placée la carotide interne après avoir franchi le canal carotidien?

R. Dans le sinus caverneux.

405. **D.** Quelles sont les parties constituantes d'une vertèbre?

R. Trou vertébral, corps, apophyses épi-

neuses, transverses, articulaires , échancrures.

406. D. La surface interne du larynx, combien
de parties offre-t-elle à étudier ?

R. Le vestibule de la glotte (ou portion sus-
glottique), cordes vocales, glotte, ventricules.

407. D. Qu'est-ce que les trous de conjugaison ?

R. Quatre échancrures, deux supérieures,
deux inférieures pour donner passage aux
vaisseaux et aux nerfs.

408. D. Quels sont les muscles satellites des principales artères ?

R. Sternomastoïdien, couturier, long supinateur cubital antérieur.

409. D. Sinus de la dure-mère ? usage ?

R. Structure : deux membranes séreuse et
fibreuse, pas de replis valvulaires, direction opposée à celle des artères ; les sinus
sont prismatiques et triangulaires ; leur
état constamment béant.

410. D. Orifices du cœur ?

R. Veine cave supérieure et inférieure ,

grande veine coronaire, veines pulmonaires (deux droites, deux gauches), artère pulmonaire, auriculo-ventriculaires droit et gauche, aorte.

411. D. Quelle est l'origine de l'artère cardiaque?

R. A la partie antérieure de l'aorte au-dessus du bord libre des valvules sygmoïdes.

412. D. Par quoi est constitué le canal inguinal?

R. Canal déférent, vaisseaux spermatiques, plexus nerveux spermatiques, branche nerveuse venant du génito-crural, gaîne fibreuse commune avec le testicule, couche musculaire à la surface externe de cette gaîne.

413. D. Décrire les insertions du muscle jambier antérieur?

R. *En haut,* à la tubérosité externe du tibia, à toute la face excavée, partie interne du ligament interosseux; *en bas,* 1re cunéiforme et, par une expansion, 1re métatarsien.

414. D. Qu'est-ce qui sépare le jambier antérieur de l'extenseur commun?

R. Une cloison fibreuse.

415. D. Avec quelles cavités communique l'orbite?

R. Avec fosse zygomatique au moyen de la
scissure sphéno-maxillaire, avec fosse
sphéno-maxillaire, avec cavité du crâne,
avec fosses nasales, sinus maxillaires.

416. D. D'où viennent les artères du cerveau?

R. De la carotide interne vertébrale, méningée moyenne, stylo-maxillaire, mastoïdiennes, branches méningiennes.

417. D. D'où provient la branche méningienne
qui pénètre dans le cerveau?

R. De la pharyngienne inférieure.

418. D. Où est situé le centre optique de l'œil?

R. Dans un point voisin de la surface postérieure du cristallin.

419. D. Quelles sont les artères de l'épaule?

R. Scapulaire supérieure, postérieure, acro-
miothoracique, circonflexe postérieure,

scapulaire inférieure, thoracique inférieure.

420. **D.** Branches principales de l'artère radiale?

R. Radiale antérieure, transversale antérieure du carpe, radio-palmaire dorsale du
pouce, transversale postérieure du carpe,
interosseuse dorsale, de 1er espace idem
du 2e, collatérales extérieures du pouce.

421. **D.** Structure du duodénum?

R. *Tunique séreuse* (péritonéale), *musculeuse*,
présente deux ordres de fibres longitudinales superficielles, circulaires profondes, *tunique celluleuse* vasculaire, *muqueuse*.

422. **D.** La tunique muqueuse du duodénum est-
elle plus ou moins résistante que celle de
l'estomac?

R. Plus résistante.

423. **D.** Quelles sont les glandes de l'intestin?

R. Glande en grappe (Brunner), glandes
tubuleuses de Liéberkün, glandes vési-
culeuses.

424. **D.** Où se trouvent les glandes de Brunner?

R. Seulement dans le duodénum entre la muqueuse et la tunique celluleuse.

425. D. Insertion du muscle temporal?

R. *En haut*, à toute l'étendue de la fosse temporale, et à une lame fibreuse forte; *en bas*, au sommet, aux bords et à la face antérieure de l'apophyse zygomatique par un tendon qui l'embrasse.

426. D. Décrire la paroi externe des fosses nasales?

R. Elle est formée par l'éthmoïde, l'unguis, le palatin, le maxillaire supérieur et le cornet inférieur.

427. D. Le moteur oculaire commun par où pénètre-t-il dans l'orbite ?

R. Par la partie la plus large de la fente sphénoïdale.

428. D. Quel est l'usage des muscles obliques de l'œil?

R. Le *supérieur* porte la partie postérieure et extérieure du globe en haut, en dedans et en avant, *l'inférieur* est rotateur en dehors.

429. D. Quels sont les muscles de la région péronière?

R. Le long et court péronier latéral.

430. D. Quelles sont les insertions du long péronier?

R. En haut au côté externe de la tête du péroné, au 1/3 supérieur de la face externe ; *en bas*, à l'extrémité postérieure et extérieure du 1er métatarsien.

431. D. Quelles sont les insertions du court péronier?

R. Au 1/3 moyen de face externe du péroné et en bas à l'extrémité postérieure du 5e métatarsien.

432. D. Où est situé le ganglion ophthalmique?

R. Sur le côté externe du nerf optique.

433. D. Quels sont les filets qu'il donne?

R. Les nerfs ciliaires.

434. D. La section du nerf facial qu'amène-t-elle?

R. *Paralysie du muscle interne du marteau,* paralysie *du moteur oculaire,* hémiplégie

faciale (olfaction abolie du côté affecté),
les aliments s'échappent ainsi que la
salive, *paralysie de l'orbiculaire*, la paralysie du stylo-glosse et du lingual supérieur, paralysie du palato-staphylin et
du péristaphylin du palato-staphylin interne amènent l'abolition du goût, le
passage des aliments dans les fosses
nasales.

435. D. Quel est le nerf qui accompagne la
veine saphène interne?

R. Le nerf saphène interne, depuis le
genou jusqu'à la malléole interne.

436. D. Quelle est la plus volumineuse et la plus
longue de la veine saphène interne ou
externe ?

R. C'est la veine saphène interne.

437. D. Direction et marche de la veine saphène
externe ?

R. Nait du bord externe du pied, passe
arrière de malléole externe, passe entre
les deux jumeaux, et se jette dans la
veine poplilée.

438. D. Quels sont les rapports de l'artère iliaque externe, avec la veine ?

R. La veine, d'abord interne, devient bien-
tôt postérieure.

439. D. Quel nerf anime le muscle sourcilier ?

R. Le nerf sourcilier (du frontal).

440. D. Où va se rendre le nerf récurrent, après
avoir contourné la crosse de l'aorte ?

R. Il se place dans le sillon, entre la trachée
et l'œsophage, devient vertical et ascen-
dant, s'engage sous le muscle constric-
teur interne du pharynx et se rend aux
muscles intrinsèques du larynx.

441. D. Quels sont les muscles de la région jam
bière antérieure ?

R. Jambier antérieur, extenseur propre
du gros orteil, extenseur commun, péronier antérieur.

442. D. Quel est le système de la veine porte ?

R. S'étend de la rate, du pancréas et de la
portion sous-diaphragmatique du tube
digestif au foie, où elle se termine en se

continuant avec les radicules des veines hépatiques.

443. D. Quel est le rôle de la veine mésentérique ?

R. Elle rapporte le sang de tout l'intestin grêle et de la moitié droite du gros intestin.

444. D. Que reçoit la veine splénique ?

R. Reçoit coronaire, pancréatiques, mésentériques inférieures, sang de la rate.

445. D D'où proviennent les hémorrhoïdales inférieures et supérieures ?

R. L'inférieure de la honteuse interne, les supérieures des branches terminales de la mésentérique inférieure.

446. D. Quel nom donne-t-on à l'articulation scapulo-humérale ?

R. Une énarthrose.

447. D. Quelles sont les artères qui se distribuent à l'estomac ?

R. Coronaire stomachique, pylorique, gastro-épiploïque droite, gastro-épiploïque gauche, vaisseaux courts à la grosse tubérosité.

448. D. Quels sont les muscles qui s'insèrent sur l'omoplate ?

R. *A sa face antérieure*, sous-scapulaire ; *à sa face postérieure*, sous-épineux et sus-épineux. *A l'épine*, trapèze et deltoïde ; *au bord supérieur*, l'omoplato-hyoïdien ; *au bord spinal*, grand dentelé angulaire, rhomboïde ; *au bord axillaire*, triceps petit rond, grand rond ; *cavité glénoïde*, longue portion du biceps ; *à l'apophyse coracoïde*, courte portion du biceps, coraco-brachial, petit pectoral.

449. D. Quelle est la structure du testicule ?

R. Membrane fibreuse (tunique propre), péri.didyme analogue à la sclérotique.

450. D. Décrire le bulbe de l'urètre et sa situation et rapports.

R. A la partie inférieure du canal de l'urètre, au-devant du rectum appliquée contre l'aponévrose moyenne, entre les deux racines du corps caverneux, embrassé en bas et sur les côtés par le muscle bulbo-caverneux.

451. D. Où s'insère la capsule de l'articulation coxo-fémorale ?

R. *En avant,* à la ligne rugueuse qui s'étend du grand au petit trochanter ; *en arrière,* sur le col du fémur, à l'union de son tiers extérieur, avec ses 2ı3 internes.

452. D. Par quoi est-elle fortifiée ?

R. Par le ligament de Bertin.

453. D. Quelles sont les enveloppes du cerveau ?

R. Dure-mère, arachnoïde, pie-mère.

454. D. Artères du sourcil et nerfs.

R. De la branche sourcilière, de l'artère temporale antérieure, de la branche nasale, de l'ophthalmique ; *nerf*: nerf sourcilier (de frontal), facial (moteur).

455. U. Quelles sont les insertions de l'aponévrose oculaire ?

R. *Surface interne,* à la sclérotique ; *surface externe,* avec muscles droits et obliques ; *extrémité postérieure,* se fixe au névrillème, du nerf optique.

456. D. Description des canaux biliaires ?

R. Les conduits biliaires se réunissent pour

6

former le canal hépatique, qui aboutit à la vésicule biliaire par le canal cystique.

457. D. D'où naît le nerf optique ?

R. Des tubercules quadrijumeaux et des couches optiques.

458. D. D'où naît le grand hypoglosse ?

R. Du sillon qui sépare l'olive de la pyramide antérieure, par dix à douze racines.

459. D. D'où naît le nerf auditif ?

R. De la partie la plus élevée du bulbe.

460. D. Quelles sont les artères qui alimentent les poumons ?

R. Artères pulmonaires et bronchiques.

461. D. Quelles sont les veines du cœur ?

R. Grande veine cardiaque à l'oreillette droite, et quelques veines cardiaques antérieures.

462. D. Qu'est-ce qui passe par les trous orbitaires internes ?

R. Le rameau ethmoïdal de Chaussier.

463. D. Faire la description de la rétine.

R. *La surface externe* s'applique au pigmentum ; *la surface interne* recouvre le corps vitré, elle présente une tache jaune et un trou, elle est la membrane la moins épaisse de l'œil, et se termine à la zone de Zinn.

464. **D.** Décrire l'artère centrale de la rétine.

R. Elle pénètre dans l'épaisseur du nerf optique et dans l'œil, se divise en huit rameaux qui rayonnent et aboutissent aux procès ciliaires et forment un plexus.

465. **D.** Qu'est-ce que la voûte à trois piliers?

R. Pont de substance blanche jeté entre les couches optiques, sur le troisième ventricule.

466. **D.** Décrire le sinus maxillaire.

R. Cavité creusée dans l'épaisseur du maxillaire supérieur, forme pyramide, paroi antérieure à la fosse canine, paroi postérieure à la tubérosité maxillaire, paroi supérieure au plancher de l'orbite; sommet correspond à l'os malaire, base présente un orifice qui s'ouvre dans le méat moyen.

467. D. Par quoi est formée la gaine du grand droit de l'abdomen ?

R. Par l'aponévrose des muscles oblique et transverse.

468. D. Avec quoi s'articule le grand os ?

R. Avec 7 os : scaphoïde sémilunaire, trapezoïde, os crochu, 2, 3, 4, métacarpien.

469. D. Jusqu'où descend la moelle ?

R. Jusqu'à la 12e vertèbre dorsale, ou jusqu'à la 3e vertèbre lombaire.

470. D. Quelles sont les couches qui recouvrent l'artère cubitale au poignet?

R. La peau, tissu cellulaire, aponévrose antibrachial tendon du cubital antérieur aponévrose qui sépare les muscles de la couche supérieure de la profonde.

471. D. Quels sont les organes dans lesquels se dirige le spinal ?

R. Sterno-mastoïdien, trapèze, pharynx et larynx, branches anastomotiques au pneumo-gastrique pour former plexus pharyngien et nef laryngé inférieur.

472. D. Retrouve-t-on dans le sang les fluides sécrétés?

R. On en trouve de tout constitués, on ne trouve que les éléments des autres; on trouve dans le sang de l'urée, acide urique, acide hippurique combiné avec la soude, de la créatine, créatinine, lactates alcalins, cholestérine.

473. D. Quels sont les nerfs qui président à la respiration ?

R. Spinal, phrénique, nerf du muscle grand dentelé, les nerfs intercostaux, première branche antérieure lombaire.

474. D. Quels sont les nerfs qui se distribuent dans les lèvres ?

R. Les nerfs moteurs viennent du facial, les nerfs sensitifs du trijumeau.

475. D. Quels sont les nerfs qui animent le voile du palais?

R. Ganglion sphéno-palatin (sensitif), une branche motrice de la 5e paire pour le péristaphylin externe, facial pour péristaphylin interne, palato - staphylin, glosso-staphylin.

476. D. Rapports de l'artère carotide primitive?

R. *En avant*, sterno-mastoïdien peaucier, sterno-hyoïdien omoplat-hyoïdien, veine thyroïde supérieure, arcade nerveuse du grand hypoglosse, plexus cervical; *en arrière*, muscle long du cou, grand droit antérieur; *en dedans*, trachée œsophage, larynx, pharynx; *en dehors*, veine jugulaire interne, nerf grand sympathique pneumo-gastrique.

477. D. Quels sont les muscles rotateurs de l'humérus?

R. *De dedans en dehors* sous-épineux, petit rond, *rotateur en dedans* sous-scapulaire, grand pectoral.

478. D. Le deltoïde est-il rotateur de l'humérus en dedans ou en dehors?

R. En dedans par ses fibres antérieures, en dehors par ses fibres postérieures.

479. D. Quels sont les ganglions importants du grand sympathique dans l'abdomen?

R. Ganglions sémilunaires et solaires.

480. D. D'où viennent les nerfs de l'utérus ?

R. Ils émanent du plexus et ganglion hypogastrique des plexus rénaux et mésentériques inférieurs.

481. D. Quels sont les muscles dilatateurs de la
glotte ?

R. Le crico-arythénoïdien postérieur.

482. D. Quels sont les muscles constricteurs de la
glotte ?

R. Crico-thyroïdien, cryco-arythénoïdien latéral, l'hyro-arythénoïdien, aryarythé-
noïdien.

483. D. Comment M. Velpeau divise-t-il le tissu
fibreux ? son caractère ?

R. Même structure que le tissu cellulaire, se
divise en tissu, en forme de cordon et
tissu en forme de membrane.

484. D. Que comprend le tissu en forme de
cordon ?

R. Tendons, ligaments fibro-cartilages, cou-
lisses fibro-séreuses.

485. **D.** Et en forme de membrane?

    R. Aponévroses, capsules articulaires, enveloppes viscérales.

486. **D.** Quelle est l'artère de l'articulation fémoro-tibiale?

    R. Articulaire moyenne.

487. **D.** Artères de l'articulation tibio-tarsienne.

    R. Malléolaire interne, malléolaire externe.

488. **D.** Dire les rapports de la veine porte.

    R. *En avant*, tête du pancréas, 2e portion de duodénum, artère hépatique, canal cholédoque, sympathique du foie; *en arrière*, hiatus de Winslow.

489. **D.** Par quoi est formé l'hiatus de Winslow?

    R. *En avant*, veine porte, canaux biliaires; *en arrière*, veine cave inférieure; *en haut*, col de la vésicule; *en bas*, duodénum.

490. **D.** Quelle est l'étendue de la trachée? combien d'anneaux? quel est le plus haut?

    R. 11,13 centimètres, 18 anneaux, le 1er est le plus grand.

491. D. Qu'est-ce que l'épididyme, où est-il situé?

R. Un canal replié sur lui-même un grand nombre de fois ; il n'occupe pas précisément le bord supérieur du testicule, mais empiète un peu sur la face externe, de sorte qu'on ne l'aperçoit pas quand on examine le testicule du côté interne.

492. D. Étendue du canal déférent, ses différentes portions ?

R. Il s'étend de l'épididyme au canal éjaculateur, portion testiculaire, funiculaire ou ascendante, portion inguinale, portion pelvienne.

493. D. Comment se dirige la portion testiculaire ?

R. De bas en haut, parallèlement à l'épididyme dont il est séparé par les artères et veines spermatiques.

494. D. Et la portion funiculaire, quelle est sa direction et ses rapports ?

R. Elle fait partie du cordon testiculaire, se porte de bas en haut vers l'anneau inguinal; là elle est en rapport avec artères et veines spermatiques, placée au-devant d'elles.

495. D. Quelle est la direction de la portion inguinale ?

R. Elle franchit le canal inguinal pour entrer dans l'abdomen, elle coupe perpendiculairement l'artère épigastrique, puis devient verticale.

496. D. Direction de la portion pelvienne ?

R. Cette portion abandonne les vaisseaux et nerfs spermatiques, gagne les bas-fonds de la vessie.

497. D. Artères, nerfs et veines de la conjonctive scléroticale ?

R. Artères ciliaires antérieures, veines ciliaires antérieur, nerfs ciliaires.

498. D. Quelles sont les artères du muscle iliaque?

R. Iléo-lombaire, circonflexe iliaque, obturatrice, musculaire superficielle (fémorale.)

499. D. D'où naît le nerf facial ?

R. Du bulbe dans la fossette de l'éminence olivaire.

500. D. Rapports du péritoine avec le duodénum dans les trois portions ?

R. A *la première portion*, le péritoine se comporte comme sur l'estomac, les deux feuillets de l'épiploon gastro-hépatique parvenus au bord postérieur s'écartent pour le recevoir ; *à la deuxime portion*, il recouvre seulement la moitié antérieure et la fixe contre le rein droit et veine cave inférieure sur lesquels cette portion repose. *La troisième portion* est située entre les deux feuillets du méso-colon transverse.

FIN DE LA 1re SERIE DU 1er EXAMEN.

www.ingramcontent.com/pod-product-compliance
Ingram Content Group UK Ltd.
Pitfield, Milton Keynes, MK11 3LW, UK
UKHW020314130726
13696UKWH00003B/1053